70 Recetas de Jugos y Comidas Para el Cáncer de Colon:

Enriquezca Su Nutrición de Forma Natural para Prevenir y Combatir Cáncer

Por

Joe Correa CSN

DERECHOS DE AUTOR

© 2017 Live Stronger Faster Inc.

Todos los derechos reservados

La reproducción o traducción de cualquier parte de este trabajo, más allá de lo permitido por la sección 107 o 108 del Acta de Derechos de Autor de los Estados Unidos, sin permiso del dueño de los derechos es ilegal.

Esta publicación está diseñada para proveer información precisa y autoritaria respecto al tema en cuestión. Es vendido con el entendimiento de que ni el autor ni el editor están envueltos en brindar consejo médico. Si éste fuese necesario, consultar con un doctor. Este libro es considerado una guía y no debería ser utilizado en ninguna forma perjudicial para su salud. Consulte con un médico antes de iniciar este plan nutricional para asegurarse que sea correcto para usted.

RECONOCIMIENTOS

Este libro está dedicado a mis amigos y familiares que han tenido una leve o grave enfermedad, para que puedan encontrar una solución y hacer los cambios necesarios en su vida.

70 Recetas de Jugos y Comidas Para el Cáncer de Colon:

Enriquezca Su Nutrición de Forma Natural para Prevenir y Combatir Cáncer

Por

Joe Correa CSN

CONTENIDOS

ACERCA DEL AUTOR

Luego de años de investigación, honestamente creo en los efectos positivos que una nutrición apropiada puede tener en el cuerpo y la mente. Mi conocimiento y experiencia me han ayudado a vivir más saludablemente a lo largo de los años y los cuales he compartido con familia y amigos. Cuanto más sepa acerca de comer y beber saludable, más pronto querrá cambiar su vida y sus hábitos alimenticios.

La nutrición es una parte clave en el proceso de estar saludable y vivir más, así que empiece ahora. El primer paso es el más importante y el más significativo.

INTRODUCCIÓN

70 Recetas de Jugos y Comidas Para el Cáncer de Colon: Enriquezca Su Nutrición de Forma Natural para Prevenir y Combatir Cáncer

Por Joe Correa CSN

Lo mejor que puede hacer para prevenir el cáncer de colon, es un cambio en el estilo de vida dietario. Esta decisión cambiará permanentemente la forma en que coma, y más aún, una dieta saludable cambiará la forma en que su tracto digestivo maneja la comida. Esto significa que, con solo unos simples pasos, su cuerpo empezará a cambiar y usted se sentirá mejor. Tendrá que cambiar la forma en que come y adoptar algunos hábitos dietarios a largo plazo. Solo esto limpiará permanentemente su tracto digestivo y reducirá el riesgo de contraer cáncer de colon.

Estudios muestran que el ácido fólico también previene el cáncer de colon. Es responsable de formar nuevas células y tejidos, como así también mantener las células rojas saludables. Un ejemplo común de vegetales ricos en ácido fólico son los verdes de hoja oscura, especialmente la espinaca. Las frutas cítricas también contienen altas cantidades de este ácido.

Esta deliciosa colección de recetas de jugos y comidas para prevenir el cáncer de colon se volverá su guía para llevar una vida saludable. Los jugos están repletos de fibras que limpiarán su tracto digestivo entero, y lavarán todas las toxinas que ha estado coleccionando a lo largo de los años. Estos jugos fueron escogidos cuidadosamente para satisfacer completamente su gusto y hacerlo querer más. Son sorprendentemente simples de preparar.

Tome la decisión y haga un cambio para el bien. Elimine sus problemas de colon con comidas y jugos saludables y sabrosos. Pruébelos y decida cuál es su favorito.

70 RECETAS DE JUGOS Y COMIDAS PARA EL CÁNCER DE COLON: ENRIQUEZCA SU NUTRICIÓN DE FORMA NATURAL PARA PREVENIR Y COMBATIR CÁNCER

COMIDAS

1.   Omelette de Col Rizada con Champiñones y Queso

El consumo regular de vegetales crucíferos como la col rizada es efectivo en la reducción del riesgo de cáncer. El sulforafano, un bioquímico protector de cáncer, bloquea las enzimas que unen carcinógenos a células sanas. Investigadores estiman que ingiriendo grandes cantidades de vegetales crucíferos podría disminuir el riesgo de cáncer de colon y de mama en 40%.

Ingredientes:

1 taza Col rizada, sin ramas

½ taza Champiñones, por la mitad

1 Huevos

1 cucharada Leche baja en grasas

2 cucharaditas Manteca

1/2 taza Queso cheddar, rallado

1/8 cucharadita sal

1/8 cucharadita Pimienta

Preparación:

En una sartén antiadherente, cocinar la col rizada en aceite de oliva por 5 minutos a fuego medio. Transferir a un tazón. En otro tazón, batir los huevos y leche hasta que se incorporen bien. Derretir la manteca en la misma sartén a fuego medio. Añadir la mezcla de huevo y cocinar por 6 minutos. Cubrir con queso y continuar cocinando. Agregar la col rizada en la mitad y sazonar con sal y pimienta. Doblar por la mitad y transferir a un plato.

Tamaño de Porción 180 g

Información nutricional por porción:

Calorías 297

Calorías de Grasa 198

Grasas Totales 22.0g

Grasas Saturadas 11.1g

Grasas Trans 0.0g

Colesterol 368mg

Sodio 492mg

Potasio 380mg

Carbohidratos Totales 5.6g

Fibra Dietaria 0.7g

Azúcares 1.5g

Proteínas 20.0g

Vitamina A 120% • Vitamina C 68% • Calcio 31% •Hierro 16%

2. Salmón Horneado

Una ingesta moderada de pescado es beneficiosa para prevenir el cáncer de colon por sus grasas poli insaturadas, que tienen propiedades anti inflamatorias.

Ingredientes:

1 ½ cucharada Aceite extra virgen

4 filetes de salmón sin hueso, con piel

1 cucharada Tomillo fresco

Ralladura de 1 limón

½ cucharadita Sal Kosher

½ cucharadita Pimienta molida

½ cucharadita Jugo de limón

Preparación:

Precalentar el horno a 275°. Engrasar una fuente pequeña con aceite. Poner los filetes de salmón con la piel hacia abajo. En un tazón pequeño, mezclar el aceite restante, ralladura de limón y tomillo. Esparcir la mezcla sobre los filetes de salmón, y sazonar con sal y pimienta.

Hornear el salmón hasta que opaque en el centro, unos 17 minutos. Rociar con limón.

Tamaño de Porción 361 g

Información nutricional por porción:

Calorías 476

Calorías de Grasa 199

Grasas Totales 22.1g

Grasas Saturadas 3.2g

Grasas Trans 0.0g

Colesterol 157mg

Sodio 740mg

Potasio 1386mg

Carbohidratos Totales 1.2g

Fibra Dietaria 0.7g

Proteínas 69.3g

Vitamina A 7% • Vitamina C 2% • Calcio 15% • Hierro 23%

3. Envuelto de Pollo Magro con Palta

Una dieta rica en carnes rojas incrementa el riesgo de cáncer de colon, por su habilidad para formar substancias tóxicas en el intestino que promueven el cáncer. Comer carne magra como el pollo reduce el riesgo de cáncer de colon.

Ingredientes:

4 tortillas de trigo integral

2 cucharadas Chalotes, en rodajas finas

1 palta, aplastada

¾ taza Pollo cocido, rallado

¾ taza Queso cheddar, rallado

Preparación:

En un tazón, mezclar el pollo, queso, tomillo y palta. Esparcir la mezcla en una tortilla. Enrollar. En una sartén a fuego medio, calentar el aceite de oliva y poner las 4 tortillas. Cocinar por 2 minutos, hasta que dore y el queso haya derretido.

Tamaño de Porción 205 g

Información nutricional por porción:

Calorías 462

Calorías de Grasa 317

Grasas Totales 35.2g

Grasas Saturadas 13.5g

Grasas Trans 0.0g

Colesterol 85mg

Sodio 303mg

Potasio 661mg

Carbohidratos Totales 10.9g

Fibra Dietaria 6.7g2

Azúcares 0.7g

Proteínas 27.9g

Vitamina A 14% • Vitamina C 18% • Calcio 33% • Hierro 8%

4.   Pavo Horneado

Una alternativa saludable al consumo de carnes rojas y procesadas, es la carne magra como el pavo. La pechuga de pavo contiene menos calorías y grasas que la mayoría de los cortes de carne. El pavo es rico en selenio, que reduce el riesgo de cáncer colorrectal.

Ingredientes:

1 cucharada Cebolla, picada fina

½ taza Apio, picado fino

½ taza Zanahoria, picada fina

250 g. Filete de pavo

1/8 cucharadita Sal Kosher

1/8 cucharadita Pimienta

1/8 cucharadita Pimienta Cayena

1 cucharadita Manteca

½ cucharadita Romero fresco

½ cucharadita Salvia fresca

Preparación:

Precalentar el horno a 300°.

En un asador, poner la cebolla, apio y zanahoria. En un tazón pequeño, combinar la sal, pimienta y pimienta Cayena. Frotar la mezcla en el pavo y ponerlo sobre los vegetales.

En una sartén a fuego medio, derretir la manteca y sazonar con romero y salvia. Verter la manteca derretida sobre el pavo. Hornear por 45 minutos. Remover y transferir a un plato.

Tamaño de Porción 186 g

Información nutricional por porción:

Calorías 249

Calorías de Grasa 75

Grasas Totales 8.3g

Grasas Saturadas 3.3g

Grasas Trans 0.0g

Colesterol 100mg

Sodio 288mg

Potasio 543mg

Carbohidratos Totales 4.3g

Fibra Dietaria 1.4g

Azúcares 1.9g

Proteínas 37.1g

Vitamina A 97% • Vitamina C 5% • Calcio 3% • Hierro 71%

5. Batido de Palta

La palta es una fuente nutricional poderosa, rica en carotenoides, vitamina E, luteína, glutatión y ácido oleico, que combaten el cáncer. Es naturalmente alto en fibra dietaria y ácidos grasos saludables, que son esenciales para la prevención del cáncer de colon.

Ingredientes:

2 paltas, sin carozo y en rodajas

1 taza Leche baja en grasas

1 cucharada Miel

5 cubos de hielo

Preparación:

Mezclar todos los ingredientes en una licuadora. Pulsar y servir.

Tamaño de Porción 265 g

Información nutricional por porción:

Calorías 166

Calorías de Grasa 21

Grasas Totales 2.4g4%

Grasas Saturadas 1.5g

Colesterol 12mg

Sodio 108mg

Potasio 377mg

Carbohidratos Totales 29.5g

Azúcares 29.9g

Proteínas 8.3g

Vitamina A 10% • Vitamina C 0%• Calcio 29% • Hierro 1%

6.   Macarrones y Queso Cremoso

Los estudios muestran que la leche y el queso protegen contra el cáncer de colon. El calcio previene la proliferación de células tumorales, promueve la diferenciación de células terminales e induce la apoptosis de células tumorales colorrectales.

Ingredientes:

1 taza Pasta de codo, sin cocinar

1 1/2 cucharadas Manteca

1 ½ tazas Queso cheddar

2 Huevos, batidos

2 cucharadas harina

½ taza Cebolla, picada

½ cucharadita Pimentón dulce

½ cucharadita Nuez moscada

1/2 cucharaditas sal

1 taza Leche baja en grasas

1/2 cucharaditas Mostaza seca

1/2 cucharadita pimienta negra

Preparación:

Hervir los macarrones en una sartén por 7 minutos o hasta que ablanden. Colar. En una sartén mediana a fuego mínimo, derretir la manteca y añadir la leche lentamente. Agregar los huevos, mostaza y cebolla. Revolver y sazonar con pimentón, nuez moscada, sal y pimienta negra. Añadir los macarrones y revolver hasta que estén bien cubiertos por la salsa.

Tamaño de Porción 229 g

Información nutricional por porción:

Calorías 492

Calorías de Grasa 261

Grasas Totales 29.0g

Grasas Saturadas 17.2g

Grasas Trans 0.0g

Colesterol 188mg

Sodio 859mg

Potasio 332mg

Carbohidratos Totales 32.5g

Fibra Dietaria 1.8g

Azúcares 6.5g

Proteínas 25.2g

Vitamina A 25% • Vitamina C 3% • Calcio 54% • Hierro 13%

7.   Yogurt de Arándanos

Los estudios muestran que el yogurt protege contra el cáncer colorrectal. La bacteria probiótica en el yogurt previene el crecimiento de patógenos. Su alto contenido de fibra dietaria acelera los movimientos intestinales y promueve la rápida eliminación de desechos. El yogurt es una buena fuente de calcio de fácil absorción y vitamina D, ambos esenciales para la prevención de cáncer de colon.

Ingredientes:

4 tazas Arándanos

4 cucharadas Jugo de limón fresco

1 taza Miel

1/4 cucharadita sal

1/4 cucharadita Canela

2 tazas Yogurt entero bajo en grasas

3/4 taza Leche entera

Preparación:

En una sartén mediana a fuego medio, combinar los arándanos, jugo de limón, miel, sal y canela. Revolver hasta incorporar bien y remover del fuego. Transferir la mezcla a un tazón grande. Aplastar los arándanos mientras se los calienta. Dejar enfriar por 10 minutos. Añadir el yogurt y leche, mezclar bien y dejar enfriar en la nevera. Procesar la mezcla en una máquina de helados por 30 minutos. Servir.

Tamaño de Porción 414 g

Información nutricional por porción:

Calorías 459

Calorías de Grasa 32

Grasas Totales 3.6g

Grasas Saturadas 2.2g

Grasas Trans 0.0g

Colesterol 12mg

Sodio 259mg

Potasio 527mg

Carbohidratos Totales 102.0g

Fibra Dietaria 3.8g

Azúcares 95.3g

Proteínas 9.9g

Vitamina A 2% • Vitamina C 52% • Calcio 28% • Hierro 14%

8.   Torta de Chocolate y Copos de Maíz

Los cereales contienen fibra, vitaminas, minerales y antioxidantes. El consumo de cereales ayuda a asegurar un sistema digestivo saludable y reducir el riesgo de cáncer intestinal.

Ingredientes:

3 tazas Copos de maíz

3 cucharadas Miel

100 g. Manteca

150g. Polvo de cacao

Preparación:

En un tazón, derretir el chocolate, jarabe y manteca usando un microondas. Añadir los copos de maíz. Verter una cucharada de la mezcla en moldes de magdalenas (15 en total). Refrigerar.

Tamaño de Porción 132 g

Información nutricional por porción:

Calorías 514

Calorías de Grasa 302

Grasas Totales 33.6g

Grasas Saturadas 21.0g

Grasas Trans 0.0g

Colesterol 72mg

Sodio 402mg

Potasio 1318mg

Carbohidratos Totales 68.7g

Fibra Dietaria 15.9g

Azúcares 21.1g

Proteínas 11.4g

Vitamina A 27% • Vitamina C 10% • Calcio 6% • Hierro 89%

9.   Sopa de Brócoli

Los estudios muestran que el brócoli contiene isotiocianatos, que son específicamente efectivos para combatir células cancerígenas del pulmón, mama y colon. Bloquea y remueve los genes mutantes asociados con el crecimiento del cáncer.

Ingredientes:

1/2 taza manteca

1 cebolla, picada

2 tazas Brócoli

½ taza Apio

4 latas (14.5) caldo de pollo

300 g. Queso cheddar

2 tazas leche

1 cucharada Polvo de ajo

2/3 taza Maicena

Preparación:

En una olla, derretir la manteca a fuego medio. Cocinar la cebolla hasta que ablande. Añadir el brócoli y el caldo de pollo. Cocinar por 15 minutos. Reducir el fuego y agregar el queso, leche y polvo de ajo.

En un tazón pequeño, disolver la maicena en 1 taza de agua. Verter la mezcla a la sopa. Revolver constantemente hasta obtener una consistencia espesa. Agregar el apio y cocinar 2 minutos más. Remover del fuego y servir caliente.

Tamaño de Porción 464 g

Información nutricional por porción:

Calorías 389

Calorías de Grasa 243

Grasas Totales 27.0g

Grasas Saturadas 16.4g

Grasas Trans 0.0g

Colesterol 75mg

Sodio 1301mg

Potasio 451mg

Carbohidratos Totales 18.1g

Fibra Dietaria 1.2g5%

Azúcares 5.1g

Proteínas 18.5g

Vitamina A 18% • Vitamina C 36% • Calcio 38% • Hierro 7%

10.   Bacalao en Espinaca Cremosa

La espinaca contiene una alta cantidad de beta carotenos que ayudan a combatir el cáncer de colon. Un estudio hecho por Nutrición y Cáncer muestra que las personas que ingieren vegetales verdes cocidos, incluyendo la espinaca, una vez por día, reducen el riesgo de cáncer de colon en 24%.

Ingredientes:

2 filete de bacalao

1 cucharada Aceite de oliva

1 cucharada Manteca

1/4 taza Cebolla, picada

1 cucharada Ajo, picado

1/2 taza Crema batida

1/8 cucharadita Nuez moscada

1 cucharada Tomillo seco, molido

1/8 sal

1/8 Pimienta

Preparación:

Frotar el bacalao con tomillo, sal y pimienta. En una sartén a fuego medio, cocinar el bacalao en aceite de oliva por 7 minutos de cada lado. Remover y dejar a un lado.

Hervir las hojas de espinaca en agua a fuego máximo por 5 minutos y colar. Secar con papel de cocina y picar finamente. En una sartén a fuego medio/alto, calentar la manteca y añadir el ajo y cebolla. Saltear hasta que el ajo esté dorado y la cebolla trasluzca. Verter la crema batida y revolver. Añadir nuez moscada, sal y pimienta. Cocinar hasta que empiece a hervir y espesar. Agregar la espinaca, reducir el fuego y cocinar hasta obtener una consistencia cremosa. Transferir a un plato con el bacalao.

Tamaño de Porción 129 g

Información nutricional por porción:

Calorías 430

Calorías de Grasa 400

Grasas Totales 44.4g

Grasas Saturadas 21.0g

Colesterol 97mg

Sodio 126mg

Potasio 160mg

Carbohidratos Totales 9.1g

Fibra Dietaria 1.9g

Azúcares 1.5g

Proteínas 2.5g

Vitamina A 21% • Vitamina C 11% • Calcio 12% • Hierro 20%

11. Pescado al Vapor y Bok Choy en Salsa de Ostras

El bok choy está repleto de vitaminas, nutrientes y antioxidantes esenciales. Los vegetales crucíferos como el bok choy, reducen el riesgo de cáncer de colon por los glicosilatos que contienen, los cuales son convertidos en isotiocianatos, compuestos que ayudan a combatir el cáncer. Los investigadores estiman que comer muchos vegetales crucíferos podría reducir el riesgo de cáncer de colon y mama en 40%.

Ingredientes:

5 puñados de bok choy

2 filetes de crema de dory

½ taza Salsa de Ostras

½ cucharadita Jengibre, molido

¼ cucharadita Aceite de oliva

1/4 cucharadita sal

1/4 cucharadita Pimienta

Preparación:

En un tazón pequeño, combinar el aceite de oliva, jengibre, sal y pimienta. Frotar el pescado con esta mezcla. Cocinar el bok choy y el pescado al vapor por 30 minutos. Retirar el bok choy luego de 10 minutos. Rociar con salsa de ostras.

Tamaño de Porción 36 g

Información nutricional por porción:

Calorías 3

1Calorías de Grasa 12

Grasas Totales 1.3g

Colesterol 0mg

Sodio 1456mg

Potasio 36mg

Carbohidratos Totales 4.5g

Proteínas 0.6g

Vitamina A 0% • Vitamina C 0% • Calcio 1% • Hierro 2%

12. Batido de Chocolate, Nuez y Manzana

Estudios muestran que las manzanas podrían prevenir el cáncer de colon por su fuerte actividad antioxidante y los flavonoides presentes en la piel.

Ingredientes:

3 manzanas, en trozos

1 taza Leche de almendra

1 cucharada Nueces, molidas

½ cucharadita Polvo de cacao

Preparación:

Mezclar todos los ingredientes en una licuadora. Pulsar y servir.

Tamaño de Porción 274 g

Información nutricional por porción:

Calorías 475

Calorías de Grasa 284

Grasas Totales 31.6g49%

Grasas Saturadas 25.5g

Grasas Trans 0.0g

Colesterol 0mg

Sodio 21mg

Potasio 705mg

Carbohidratos Totales 53.5g

Fibra Dietaria 11.1g4

Azúcares 38.9g

Proteínas 4.7g

Vitamina A 0% • Vitamina C 48% • Calcio 2%

Hierro 20%

13.   Berro Frito en Ajo y Cebolla

El consumo de ajo y cebolla reduce significativamente el riesgo de cáncer de colon. También contienen propiedades naturales anti bacteriales, anti virales, anti funguicidas y anti inflamatorias.

Ingredientes:

100 g. Berro

1 taza Champiñones Shitake

2 cucharadas Ajo

2 cucharadas Cebolla

1 cucharada Salsa de Ostras

1 cucharada Aceite de oliva

1/8 cucharadita Pimienta

Preparación:

En una sartén a fuego medio, saltear el ajo y cebolla en aceite de oliva. Cocinar hasta que el ajo esté dorado y las cebollas trasluzcan. Añadir la salsa de ostras, berro y champiñones. Tapar y cocinar por 5 minutos. Remover y decorar con pimienta.

Tamaño de Porción 274 g

Información nutricional por porción:

Calorías 475

Calorías de Grasa 284

Grasas Totales 31.6g49%

Grasas Saturadas 25.5g

Grasas Trans 0.0g

Colesterol 0mg

Sodio 21mg

Potasio 705mg

Carbohidratos Totales 53.5g

Fibra Dietaria 11.1g

Azúcares 38.9g

Proteínas 4.7g

Vitamina A 0% • Vitamina C 48% • Calcio 2% •Hierro 20%

14.   Pollo al Curry con Cúrcuma

La baja ocurrencia de cáncer de intestino en la India es asociada con su dieta rica en especias con cúrcuma usadas en los platos de curry. Su compuesto natural, curcomino, es un antioxidante poderoso y agente anti cancerígenos. Inhibe la promoción y progresión de la carcinogénesis.

Ingredientes:

400 g. Pollo, en trozos grandes

2 tazas Papaya verde

5 tazas Caldo vegetal

1 cucharada Ajo

1 cucharada Cebolla

1 cucharadita Polvo de cúrcuma

1/2 cucharadas Polvo de curry

1 cucharada Jengibre

1/8 cucharadita sal

1/8 cucharadita Pimienta

Preparación:

En una olla a fuego medio, saltear el ajo, cebolla y jengibre.

Cocinar el ajo hasta que dore y la cebolla hasta que trasluzca. Añadir el pollo y cocinar por 10 minutos. Agregar el caldo vegetal, polvo de cúrcuma, polvo de curry y papaya. Revolver y reducir el fuego. Continuar cocinando por 5 minutos. Sazonar con sal y pimienta. Remover del fuego y transferir a un tazón.

Tamaño de Porción 215 g

Información nutricional por porción:

Calorías 329

Calorías de Grasa 59

Grasas Totales 6.6g

Grasas Saturadas 1.8g

Colesterol 154mg

Sodio 276mg

Potasio 488mg

Carbohidratos Totales 5.5g

Fibra Dietaria 1.3g

Proteínas 58.8g

Vitamina A 1% • Vitamina C 4% • Calcio 5% •

Hierro 17%

15. Batido de Frutillas y Banana

Las semillas de linaza son una de las mejores comidas combatientes del cáncer. Son altas en fibra dietaria, omega 3 y lignina. Contiene la mayor cantidad de lignanos comparado con cualquier otra comida. Los estudios muestran que los lignanos reducen el tamaño de tumores cancerígenos.

Ingredientes:

4 tazas Frutillas congeladas

1 banana

1 cucharadita Semillas de linaza

1 taza Yogurt entero bajo en grasas de vainilla

Preparación:

Mezclar todos los ingredientes en una licuadora. Mezclar y servir.

Tamaño de Porción 363 g

Información nutricional por porción:

Calorías 159

Calorías de Grasa 5

Grasas Totales 0.6g

Grasas Trans 0.0g

Colesterol 0mg

Sodio 1mg

Potasio 221mg

Carbohidratos Totales 39.8g

Fibra Dietaria 7.9g

Azúcares 25.1g

Proteínas 0.9g

Vitamina A 1% • Vitamina C 189% • Calcio 4% • Hierro 11%

16.   Quínoa con Almendras y Arándanos

La quínoa es una fuente excelente de fibra, que el colon necesita. Es alta en proteínas, minerales y aminoácidos esenciales.

Ingredientes:

1 taza Quinoa, remojada por la noche

1/2 taza Almendras, cortadas y blanqueadas

1/2 taza Arándanos secos

1 cucharadita Aceite de oliva

2 tazas Caldo vegetal

1/2 cucharadita sal

1 rama de canela

Preparación:

Lavar la quínoa remojada y remover la cobertura. Colar.

En una sartén a fuego medio, tostar las almendras en aceite de oliva hasta que doren. Remover y dejar a un lado. Poner la quínoa en la sartén, revolver y tostar hasta que seque. Añadir el caldo vegetal, sal, rama de canela y arándanos secos. Tapar, hervir y continuar cocinando hasta que el líquido se absorba, unos 10 minutos. Remover del fuego y dejar reposar. Revolver con un tenedor y servir.

Tamaño de Porción 149 g

Información nutricional por porción:

Calorías 491

Calorías de Grasa 175

Grasas Totales 19.5g

Grasas Saturadas 1.8g

Grasas Trans 0.0g

Colesterol 0mg

Sodio 586mg

Potasio 681mg

Carbohidratos Totales 64.9g

Fibra Dietaria 9.8g3

Azúcares 4.6g

Proteínas 17.3g

Vitamina A 0%•Vitamina C 10%•Calcio 10%•Hierro 29%

17.   Sándwich de Palta y Tomate Rápido y Simple

La plata es rica en un agente combatiente del cáncer llamado carotenoide, presente en la porción oscura de la pulpa que es más cercana a la piel.

Ingredientes:

2 rebanadas de pan de trigo

2 cucharadas Palta, aplastada

1 tomate pequeño, en rodajas finas

Preparación:

Esparcir la palta en las dos rebanadas de pan. Hacer una capa con tomate y cubrir con la otra rebanada de pan.

Tamaño de Porción 165 g

Información nutricional por porción:

Calorías 192

Calorías de Grasa 51

Grasas Totales 5.6g

Grasas Saturadas 1.2g

Grasas Trans 0.5g

Colesterol 0mg

Sodio 270mg

Potasio 443mg

Carbohidratos Totales 28.2g

Fibra Dietaria 6.1g

Azúcares 5.6g

Proteínas 8.4g

Vitamina A 16% • Vitamina C 24% • Calcio 7% • Iron10%

18.   Kebab de Hojas de Mostaza

Las hojas de mostaza están repletas de vitaminas, minerales, aminoácidos esenciales, y son ricas en antioxidantes. Reducen el riesgo de cáncer de colon y el cáncer en general por los glicosilatos, que producen isotiocianatos, un metabolismo poderoso combatiente del cáncer.

Ingredientes:

500g. Carne molida

1 taza Hojas de mostaza, molidas

1 cucharada Cebolla

1/8 cucharadita Copos de pimienta secos

1/2 cucharadas Cilantro

1/2 cucharadas Comino

1 cucharada Manteca

1/8 cucharadita Aceite de oliva

Salt y pimienta a gusto

Preparación:

Precalentar el horno a 350°.

En un tazón, combinar la carne, mostaza, cebolla, cilantro, comino, copos de pimienta, sal y pimienta. Mezclar con las manos y formar 4 kebabs rectangulares. Cubrir con aceite de oliva usando un cepillo de cocina. Grillar por 15 minutos.

Tamaño de Porción 264 g

Información nutricional por porción:

Calorías 526

Calorías de Grasa 198

Grasas Totales 22.0g

Grasas Saturadas 9.6g

Colesterol 239mg

Sodio 208mg

Potasio 1045mg

Carbohidratos Totales 1.2g

Proteínas 76.3g

Vitamina A 4% • Vitamina C 1% • Calcio 2% • Hierro 267%

19.   Envuelto de Pollo y Verdes de Ensalada

El consumo de vegetales verdes reduce el riesgo de cáncer de colon. Contienen cuatro propiedades preventivas de cáncer, que derivan de los glicosilatos.

Ingredientes:

4 tortillas de trigo integral

200 g. Pollo cocido, en tiras

½ taza Vegetales verdes, al vapor

1/2 taza Queso cheddar, rallado

½ cucharada Cebolla

1 1/2 cucharadas Mayonesa suave

1 cucharadita Mostaza de Dijon

1/8 cucharadita sal

1/8 cucharadita Pimienta

½ cucharadita Azúcar

Preparación:

En un tazón, combinar todos los ingredientes excepto el pollo, y mezclar bien. Verter la mezcla en las tortillas. Hacer una capa con las tiras de pollo y el queso. Enrollar y servir.

Tamaño de Porción 157 g

Información nutricional por porción:

Calorías 318

Calorías de Grasa 146

Grasas Totales 16.2g

Grasas Saturadas 7.4g

Grasas Trans 0.0g

Colesterol 110mg

Sodio 495mg

Potasio 224mg

Carbohidratos Totales 5.1g

Fibra Dietaria 0.5g

Azúcares 2.0g

Proteínas 36.5g

Vitamina A 14% • Vitamina C 6% • Calcio 23% • Hierro 7%

20. Vegetales al Vapor

El brócoli es el mejor vegetal al prevenir enfermedades y cáncer. El brócoli crudo contiene diindolilmetano y sulforafano, que son los dos agentes anti cancerígenos más poderosos en la naturaleza. El brócoli apenas cocido es beneficioso para el colon.

Ingredientes:

2 tazas Brócoli, por la mitad

¾ taza Calabacín, en rodajas finas

½ taza Pimiento rojo en rodajas finas

½ taza Zanahorias, en rodajas finas

2 tazas Agua

1/8 cucharadita sal

1/8 cucharadita Pimienta

½ cucharadita Polvo de ajo

1 cucharadita Aceite de sésamo

Preparación:

En un tazón de cerámica grande, añadir el brócoli, calabacín, pimiento rojo y zanahorias. Agregar agua y rociar con aceite de sésamo. Tapar y llevar al microondas por 4 minutos, al máximo. Remover la tapa y añadir sal y pimienta.

Tamaño de Porción 268 g

Información nutricional por porción:

Calorías 48

Calorías de Grasa 16

Grasas Totales 1.8g

Grasas Trans 0.0g

Colesterol 0mg

Sodio 137mg

Potasio 333mg

Carbohidratos Totales 7.2g

Fibra Dietaria 2.4g

Azúcares 2.5g

Proteínas 2.3g

Vitamina A 70% • Vitamina C 100% • Calcio 4% • Hierro 4%

21.   Pollo Grillado

El cáncer de colon puede ser prevenido al evitar las carnes rojas. Un substituto saludable es consumir la carne blanca saludable del pollo. El consumo de pollo ha sido demostrado en reducir el riesgo de cáncer colorrectal.

Ingredientes:

400 g. Filetes de pechuga de pollo

1 cucharadita Tomillo fresco

1 cucharada Ajo

½ cucharadita Orégano

½ cucharadita Pimienta molida fresca

½ cucharadita Sal Kosher

6 cucharadas Aceite de oliva

Preparación:

En una bolsa ziploc, combinar todos los ingredientes excepto el pollo. Añadir el pollo y refrigerar por al menos 1 hora. Prender el grill a 350° y engrasarlo con aceite de oliva. Llevar el pollo al grill y cocinar por 8-12 minutos de cada lado. Servir.

Tamaño de Porción 168 g

Información nutricional por porción:

Calorías 500

Calorías de Grasa 342

Grasas Totales 38.0g58%

Grasas Saturadas 6.7g

Colesterol 119mg

Sodio 503mg

Potasio 347mg

Carbohidratos Totales 1.5g

Proteínas 38.9g

Vitamina A 2% • Vitamina C 2% • Calcio 4% • Hierro 13%

22.   Ensalada Taco de Ajo y Champiñones

Los estudios muestran que los champiñones contienen numerosos compuestos con propiedades anti cancerígenas, como las lectinas, lentininas y varios beta-glucanos. Los champiñones contienen propiedades anti inflamatorias, anti virales, reductoras de colesterol e impulsadoras del sistema inmune.

Ingredientes:

¾ taza Champiñones Cremini, picados

6 tazas Lechuga, rallada

1 palta, trozada

3 cucharadas Cebolla

3 cucharadas Ajo

1 cucharada Aceite de oliva

1 taza Carne molida magra

½ taza Pimiento rojo, trozado

1/2 cucharaditas Hojas de tomillo seco

1/2 cucharaditas hojas de orégano secas

1/2 cucharaditas Mostaza molida

2 cucharadas Pasta de tomate

1 lata de tomates en cubos

1/2 taza Queso cheddar, rallado

1/4 taza cilantro fresco, en trozos

Preparación:

Procesar la cebolla, ajo y champiñones en una procesadora. Mezclar bien. En una sartén antiadherente grande a fuego medio, calentar el aceite y saltear la carne molida por 5 minutos. Añadir la mezcla de champiñones, orégano, tomillo, mostaza y pimienta roja. Cocinar por 5 minutos. Agregar los tomates y pasta de tomate. Hervir hasta que espese, unos 10 minutos. Dividir la lechuga en 4 platos. Cubrir con la mezcla de carne, queso, palta y cilantro.

Tamaño de Porción 267 g

Información nutricional por porción:

Calorías 308

Calorías de Grasa 221

Grasas Totales 24.6g

Grasas Saturadas 7.4g

Grasas Trans 0.0g

Colesterol 20mg

Sodio 142mg

Potasio 789mg

Carbohidratos Totales 17.8g

Fibra Dietaria 6.7g

Azúcares 4.7g

Proteínas 8.4g

Vitamina A 25% • Vitamina C 94% • Calcio 18% • Hierro 25%

23.   Sándwich de Ensalada de Pollo en Pan Integral

Los estudios muestran que las personas que consumen pollo varias veces por semana reducen el riesgo de desarrollar pólipos pre-cancerígenos en el colon y la ocurrencia de tumores malignos.

Ingredientes:

4 rebanadas de pan de trigo

2 pechugas de pollo cocidas, sin hueso y ralladas

1 tallo de apio

2 cucharadas Cebolla

1 taza Apio, trozado

1 1/2 taza Mayonesa

2 cucharadas Jugo de limón fresco

1/8 cucharadita sal

1/8 cucharadita Pimienta

1 cucharada Perejil fresco

1 cucharada Eneldo

Preparación:

En un tazón mediano, mezclar todos los ingredientes. Verter 1 cucharada o 2 en una rebanada de pan, cubrir con otra rebanada y servir.

Tamaño de Porción 144 g

Información nutricional por porción:

Calorías 160

Calorías de Grasa 20

Grasas Totales 2.2g

Grasas Saturadas 0.6g

Grasas Trans 0.5g

Colesterol 0mg

Sodio 467mg

Potasio 389mg

Carbohidratos Totales 27.2g

Fibra Dietaria 5.3g

Azúcares 4.7g

Proteínas 8.3g

Vitamina A 10% • Vitamina C 21% • Calcio 12% • Hierro 13%

24. Bacalao Horneado sobre Batatas, Zanahorias y Frijoles

El bacalao es una buena fuente de vitaminas y minerales esenciales, como las vitaminas B6, B12 y D, fósforo, potasio y selenio. Estudios han mostrado que el bacalao puede prevenir el cáncer de colon al inhibir la metástasis de células cancerígenas debido al alto contenido de Omega 6.

Ingredientes:

4 filetes de bacalao

1 cucharada Aceite de oliva

1 cucharada Cebolla, picada

1 cucharada Ajo, picado

1/2 taza Aceitunas negras, sin carozo

3/4 taza Vino blanco

3/4 taza Tomates cherry, en cuartos

1 limón, exprimido y ralladura

2 papas grandes, sin piel y en trozos

1 taza Zanahorias, en rodajas finas

1/4 taza Peas

1/4 taza Hojas de albahaca fresca

Preparación:

Precalentar el horno a 400°.

En una sartén pequeña, saltear el ajo y cebolla en aceite de oliva hasta que el ajo dore y la cebolla trasluzca. Añadir los tomates, zanahorias, frijoles y hojas de albahaca. Revolver y reducir el fuego. Cocinar por 10 minutos. Poner el bacalao en una fuente de hornear grande. Añadir el vino y aceitunas, y la mezcla cocida de ajo y cebollas. Agregar el jugo de limón y ralladura. Sazonar con perejil, sal y pimienta. Hornear por 20 minutos, hasta que el pescado se deshaga. Servir.

Tamaño de Porción 434 g

Información nutricional por porción:

Calorías 323

Calorías de Grasa 67

Grasas Totales 7.5g11%

Grasas Saturadas 1.1g

Grasas Trans 0.0g

Colesterol 0mg

Sodio 242mg

Potasio 1337mg

Carbohidratos Totales 50.0g

Fibra Dietaria 8.8g

Azúcares 7.1g

Proteínas 6.0g

Vitamina A 136% • Vitamina C 105% • Calcio 8% • Hierro 15%

25.   Rollos Primavera Fritos con Moringa Oleifera

La Moringa Oleifera es también llamada el "árbol de los milagros", porque casi todas sus partes, desde la raíz a las hojas, tienen propiedades anti cancerígenas, hepato protectoras, hipoglucémicas, antiinflamatorias, anti bacteriales, anti fungicidas, antivirales y anti enfermedades.

Ingredientes:

500 g. Cerdo molido

½ taza Cebolla verdes

1 taza Zanahorias, picadas

1/2 taza Cebolla, picada

2 huevos

1 ½ cucharadita sal

2 cucharaditas Polvo de ajo

¼ taza Perejil, picado

1 taza Hojas de Moringa Oleifera, picadas

½ cucharadita Pimienta negra molida

30 piezas Envuelto de primavera

4 tazas Aceite vegetal

Preparación:

En un tazón, combinar todos los ingredientes. Mezclar bien y verter 1 ½ cucharada de la mezcla en un envuelto primavera. Calentar el aceite en una sartén profunda. Freír el rollo por 10-12 minutos, hasta que dore. Remover y quitar el exceso de aceite con papel de cocina. Servir.

Tamaño de Porción 122 g

Información nutricional por porción:

Calorías 619

Calorías de Grasa 578

Grasas Totales 64.2g

Grasas Saturadas 12.8g

Grasas Trans 0.0g

Colesterol 49mg

Sodio 284mg

Potasio 211mg

Carbohidratos Totales 1.9g

Azúcares 0.8g

Proteínas 10.4g

Vitamina A 29% • Vitamina C 5% • Calcio 1% • Hierro 4%

26.   Batido de Tomate

Los tomates contienen un antioxidante natural, licopeno, que reduce la posibilidad de contraer cáncer colorrectal y de estómago. También son ricos en beta carotenos, vitamina A y vitamina C.

Ingredientes:

6 tomates medianos, en cuartos

1 taza Zanahorias, en trozos

1 tallo de apio, trozado

2 cucharadas Jugo de limón fresco

2 cucharadas Miel

Preparación:

Congelar los tomates y zanahorias por 1 hora. Mezclar todos los ingredientes en una licuadora y pulsar. Verter en vasos grandes y servir frío.

Tamaño de Porción 313 g

Información nutricional por porción:

Calorías 105

Calorías de Grasa 5

Grasas Totales 0.6g

Grasas Trans 0.0g

Colesterol 0mg

Sodio 44mg

Potasio 735mg

Carbohidratos Totales 25.1g

Fibra Dietaria 4.0g1

Azúcares 20.1g

Proteínas 2.6g

Vitamina A 164% • Vitamina C 68% • Calcio 4% • Hierro 5%

27.   Pastel de Bayas Mixtas

Las bayas son efectivas al prevenir la ocurrencia del cáncer de colon, porque contiene antioxidantes poderosos que causan la apoptosis de las células cancerígenas.

Ingredientes:

1 taza Arándanos

½ taza Frambuesas

4 huevos grandes

3/4 taza Leche baja en grasas

1 cucharadita Extracto de vainilla

1/2 taza Azúcar

1 9 pulgadas Mezcla de torta sin preparar

Preparación:

Precalentar el horno a 350°.

En un tazón mediano, combinar el huevo, azúcar, leche y vainilla. Batir bien y cubrir el fondo de la masa de pastel con bayas. Verter la mezcla de huevo encima. Hornear hasta que el centro esté listo, unos 40-45 minutos. Remover del horno y dejar enfriar. Servir.

Tamaño de Porción 231 g

Información nutricional por porción:

Calorías 288

Calorías de Grasa 68

Grasas Totales 7.5g

Grasas Saturadas 2.5g

Colesterol 251mg

Sodio 121mg

Potasio 251mg

Carbohidratos Totales 46.5g

Fibra Dietaria 2.5g

Azúcares 42.9g

Proteínas 11.1g

Vitamina A 9% • Vitamina C 22% •Calcio 11% • Hierro 11%

28.   Pollo Frito con Pimientos

Los pimientos, especialmente el pimiento rojo, contienen altas cantidades de carotenoides, licopeno y beta-carotenos, que ayudan a reducir el riesgo de cáncer de colon y el crecimiento de células de pólipos. También son una buena fuente de N-acetilcisteína (NAC), un compuesto natural que tiene propiedades anti cancerígenas.

Ingredientes:

2 pechugas de pollo, sin piel ni hueso, en tiras

1 pimiento rojo, sin semillas, en tiras

1 pimiento amarillo, sin semillas, en tiras

1 pimiento verde, sin semillas, en tiras

2 cucharaditas Jengibre, molido

1 cucharada Ajo, picado

1 cucharada Cebolla, picada

1 cucharada Salsa de pescado

2 cucharadas Aceite de oliva

½ cucharadita Aceite de sésamo

Preparación:

En una sartén mediana, saltear la cebolla y ajo en aceite de oliva hasta que la cebolla trasluzca y el ajo dore. Añadir el pollo y cocinar por 3-4 minutos. Agregar los pimientos, jengibre y salsa de pescado.

Tamaño de Porción 239 g

Información nutricional por porción:

Calorías 204

Calorías de Grasa 141

Grasas Totales 15.7g

Grasas Saturadas 2.2g

Colesterol 0mg

Sodio 701mg

Potasio 488mg

Carbohidratos Totales 16.6g

Fibra Dietaria 3.1g

Azúcares 5.1g

Proteínas 3.0g

Vitamina A 48%•Vitamina C 559% • Calcio 4% • Hierro 7%

29. Batido de Zanahoria, Jengibre y Cúrcuma

La cúrcuma y el jengibre son conocidos por reducir el riesgo de formación de pólipos en el colon por su ingrediente principal, curcomino, que es un antioxidante poderoso.

Ingredientes:

2 tazas Zanahorias

1 banana grande

½ cucharada Jengibre

¼ cucharadita Cúrcuma molida

1 taza Leche de almendra

3 cubos de hielo

Preparación:

Combinar todos los ingredientes en una licuadora. Pulsar y servir frío.

Tamaño de Porción 300 g

Información nutricional por porción:

Calorías 387

Calorías de Grasa 260

Grasas Totales 28.9g

Grasas Saturadas 25.5g

Grasas Trans 0.0g

Colesterol 0mg

Sodio 95mg

Potasio 936mg

Carbohidratos Totales 34.1g

Fibra Dietaria 7.3g

Azúcares 17.8g

Proteínas 4.5g

Vitamina A 368% • Vitamina C 27% • Calcio 6% • Hierro 15%

30. Sopa de Repollo

El compuesto sinigrina en el repollo contiene alil-isotiocianato o AIC, que ha mostrado propiedades únicas anti cáncer al reducir el riesgo de cáncer de colon, vejiga y próstata. También es muy rico en fibra, que administra los niveles de colesterol.

Ingredientes:

1 cabeza de repollo grande, en trozos

5 zanahorias, en trozos

1 taza Cebollas, en trozos

2 (16 onzas) latas Tomates enteros pelados

5 tazas Caldo de carne

1 ½ taza Frijoles verdes, en rodajas de 1 pulgada

1 ½ taza Jugo de tomate

2 pimientos verdes, en cubos

10 tallos de apio, trozado

Preparación:

En una olla profunda, combinar el repollo, zanahorias, cebollas, tomates, frijoles verdes, pimientas y apio. Añadir el jugo de tomate y caldo de carne. Agregar agua hasta cubrir los ingredientes. Hervir hasta que los vegetales ablanden, unos 10-15 minutos.

Tamaño de Porción 252 g

Información nutricional por porción:

Calorías 47

Calorías de Grasa 4

Grasas Totales 0.4g

Grasas Trans 0.0g

Colesterol 0mg

Sodio 526mg

Potasio 386mg

Carbohidratos Totales 9.2g

Fibra Dietaria 2.3g

Azúcares 5.0g

Proteínas 2.7g

Vitamina A 125% • Vitamina C 98% • Calcio 4% • Hierro 4%

31. Barras de Ciruelas

Las ciruelas podrían reducir el cáncer de colon al construir bacterias beneficiosas llamadas Bacteroidetes y firmicutes. También son una fuente rica en potasio, fibra, fitoquímicos y antioxidantes, que ayudan a reducir el riesgo de enfermedades crónicas.

Ingredientes:

1/2 taza Ciruelas sin carozo

1 taza Pasas de uvas (en trozos)

1 taza Agua

1/2 tazas Manteca

2 huevos

1 cucharadita Extracto de vainilla

1/2 Nueces, en trozos

1 taza Harina común

1 cucharadita Bicarbonato de sodio

1/4 cucharadita sal

1 cucharada Aceite de oliva

Preparación:

Precalentar el horno a 350°.

En una sartén pequeña a fuego bajo, combinar todos los ingredientes y cocinar, revolviendo, por 10 minutos. Enfriar completamente. Transferir la mezcla a una fuente cuadrada de horno engrasada. Hornear por 35 minutos y dejar enfriar antes de cortar.

Tamaño de Porción 164 g

Información nutricional por porción:

Calorías 433

Calorías de Grasa 211

Grasas Totales 23.4g

Grasas Saturadas 12.7g

Colesterol 114mg

Sodio 529mg

Potasio 399mg

Carbohidratos Totales 53.2g

Fibra Dietaria 3.0g

Azúcares 24.0g

Proteínas 6.2g

Vitamina A 16% • Vitamina C 1% • Calcio 4%• Hierro 12%

32.   Estofado de Legumbres

Los estudios muestran que el consumo de legumbres dietarias reduce el riesgo de cáncer colorrectal. Las legumbres contienen isoflavones, proteína dietaria, vitamina E y B, lignanos y selenio, que podrían tener efectos preventivos contra el cáncer.

Ingredientes:

1 taza Lentejas rojas, lavadas

2 cucharadas Cebolla, picada

1 cucharada Aceite de oliva

1 cucharada Ajo, en trozos

2 tallos de apio

1 cucharadita Comino, molido

1 hoja de laurel

1 rama de tomillo fresco

3 1/2 tazas Caldo de pollo reducido en sodio

3 tazas agua

2 cucharadas Perejil

1 cucharadita sal

½ cucharadita Pimienta

Preparación:

En una cacerola a fuego medio, cocinar la cebolla en aceite de oliva. Revolver ocasionalmente hasta que ablande, unos 8 minutos.

Añadir el ajo, comino, tomillo y hoja de laurel. Cocinar 1 minuto y agregar el caldo, lentejas, agua, sal y pimienta. Reducir el fuego y hervir, parcialmente cubierto y revolviendo ocasionalmente, hasta que las lentejas estén blandas y cremosas, unos 45 minutos.

Remover la hoja de laurel y tomillo de la sopa. Hacer puré con 2 tazas de la mezcla en una procesadora y retornar a la cacerola. Sazonar con perejil y sal, y servir caliente.

Tamaño de Porción 459 g

Información nutricional por porción:

Calorías 243

Calorías de Grasa 49

Grasas Totales 5.4g

Grasas Saturadas 0.9g

Grasas Trans 0.0g

Colesterol 0mg

Sodio 1267mg

Potasio 702mg

Carbohidratos Totales 31.6g

Fibra Dietaria 15.1g

Azúcares 2.0g

Proteínas 17.1g

Vitamina A 4% • Vitamina C 10% • Calcio 6% • Hierro 26%

33.   Sándwich de Ensalada de Sardinas

El pescado en aceite como las sardinas podría reducir el riesgo de cáncer de colon por el contenido de ácidos grasos con Omega 3 y vitamina D.

Ingredientes:

2 rebanadas de pan integral, tostadas

¼ taza Sardinas sin hueso, en aceite

1/2 tallo de apio

1 tomate pequeño, en rodajas finas

1 hoja de lechuga

10 g. Brotes de alfalfa, lavados

1 cucharada Cebolla

1 cucharada Mayonesa

½ cucharada Eneldo

½ cucharada Jugo de limón

½ cucharada Mostaza

Salt y pimienta a gusto

Preparación:

En un tazón mediano, combinar todos los ingredientes excepto la lechuga, tomate y brotes de alfalfa. Hacer un sándwich con la ensalada de sardinas entre las rebanadas de pan y añadir lechuga, tomate y brotes de alfalfa.

Tamaño de Porción 154 g

Información nutricional por porción:

Calorías 114

Calorías de Grasa 62

Grasas Totales 6.9g

Grasas Saturadas 0.9g

Grasas Trans 0.0g

Colesterol 4mg

Sodio 122mg

Potasio 369mg

Carbohidratos Totales 11.6g

Fibra Dietaria 2.7g

Azúcares 4.5g

Proteínas 3.3g

Vitamina A 19% • Vitamina C 32% • Calcio 8% • Hierro 11%

34.   Pollo con Garbanzos y Champiñones

Los garbanzos pueden reducir el riesgo de cáncer de colon, porque contienen fibra que puede ser metabolizada por las bacterias en el colon, produciendo grandes cantidades de ácidos grasos de cadena corta. Estos ácidos grasos proveen combustible a las células de las paredes intestinales.

Ingredientes:

2 filetes de pechuga de pollo, cocido, en tiras

1 15-oz lata de garbanzos, lavados y colados

1 cucharada Aceite de oliva

8 oz. champiñones mixtos, en rodajas

1 cucharada Ajo, picado

1 cucharadita Tomillo seco

Salt y pimienta a gusto

¼ taza Vino blanco seco

1 cucharada Manteca sin sal

Preparación:

En una sartén mediana a fuego medio, saltear el ajo, champiñones y tomillo en aceite de oliva, unos 5 minutos.

Añadir las tiras de pollo, garbanzos, sal y pimienta. Cocinar hasta que el pollo dore, unos 5-6 minutos. Bajar el fuego a medio/alto. Agregar el vino blanco y cocinar hasta que el líquido evapore, unos 2-3 minutos. Añadir la manteca, mezclar y servir.

Tamaño de Porción 174 g

Información nutricional por porción:

Calorías 611

Calorías de Grasa 154

Grasas Totales 17.1g

Grasas Saturadas 4.0g

Colesterol 10mg

Sodio 63mg

Potasio 1275mg

Carbohidratos Totales 87.7g

Fibra Dietaria 24.9g

Azúcares 15.4g

Proteínas 27.6g

Vitamina A 5% • Vitamina C 11% • Calcio 16% • Hierro 52%

JUGOS

1.   Jugo de Naranja y Pera

Ingredientes:

1 naranja mediana, sin piel

1 pera mediana, en trozos

1 taza de hinojo, en trozos

1 limón entero, sin piel

¼ cucharadita de canela, molida

1 onza de agua de coco

Preparación:

Pelar la naranja y dividirla en gajos. Cortar cada gajo por la mitad y dejar a un lado.

Lavar la pera y cortarla por la mitad. Remover el centro y trozar. Dejar a un lado.

Recortar las capas externas del hinojo. Trozar y rellenar un vaso medidor. Reservar el resto. Pelar el limón y cortarlo por la mitad. Dejar a un lado. Combinar la naranja, pera, hinojo y limón en una juguera, y pulsar. Transferir a un vaso y añadir la canela y agua de coco. Refrigerar 10 minutos antes de servir.

Información nutricional por porción: Kcal: 156, Proteínas: 3.6g, Carbohidratos: 54.2g, Grasas: 0.7g

2. Jugo de Zanahoria y Nabo

Ingredientes:

2 zanahorias grandes, en rodajas

1 taza de verdes de nabo, en trozos

1 taza de coliflor, en trozos

1 rábano grande, en trozos

¼ cucharadita de jengibre, molido

2 onzas de agua

Preparación:

Lavar y pelar las zanahorias. Cortar en rodajas finas y dejar a un lado.

Lavar los verdes de nabo bajo agua fría. Colar y trozar. Dejar a un lado.

Recortar las hojas externas de la coliflor. Lavar y trozar. Rellenar un vaso medidor y reservar el resto.

Lavar el rábano y trozar. Dejar a un lado.

Combinar la coliflor, zanahorias, rábano y verdes de nabo en una juguera, y pulsar. Transferir a un vaso y añadir el jengibre y agua. Agregar hielo y servir inmediatamente.

Información nutricional por porción: Kcal: 75, Proteínas: 4.3g, Carbohidratos: 23.3g, Grasas: 0.8g

3. Jugo de Limón y Pomelo

Ingredientes:

2 limones enteros, sin piel y por la mitad

1 pomelo entero, sin piel y en gajos

1 taza de mango, en trozos

1 manzana Granny Smith pequeña, sin centro

¼ cucharadita de jengibre, molido

Preparación:

Pelar los limones y cortarlos por la mitad. Dejar a un lado.

Pelar el pomelo y dividirlo en gajos. Cortar cada gajo por la mitad y dejar a un lado.

Pelar el mango y trozarlo. Rellenar un vaso medidor y reservar el resto. Dejar a un lado.

Lavar la manzana y cortarla por la mitad. Remover el centro y trozar. Dejar a un lado.

Combinar el limón, mango, pomelo y manzana en una juguera, y pulsar. Transferir a un vaso y añadir el jengibre.

Agregar algunos cubos de hielo y servir inmediatamente.

Información nutricional por porción: Kcal: 65, Proteínas: 4.5g, Carbohidratos: 16.8g, Grasas: 0.8g

4.   Jugo de Manzana y Apio

Ingredientes:

1 manzana Dorada Deliciosa pequeña, sin centro

1 taza de apio, en trozos

1 taza de damascos, en trozos

1 taza de frutillas, en trozos

¼ cucharadita de canela, molida

Preparación:

Lavar la manzana y cortarla por la mitad. Remover el centro y trozar. Dejar a un lado.

Lavar el apio y trozarlo. Dejar a un lado.

Lavar los damascos y cortarlos por la mitad. Remover los carozos y trozar. Rellenar un vaso medidor y reservar el resto. Dejar a un lado.

Lavar las frutillas y remover las ramas. Trozar y rellenar un vaso medidor. Reservar el resto.

Combinar la manzana, apio, damascos y frutillas en una juguera, y pulsar. Transferir a un vaso y añadir la canela. Agregar hielo y servir inmediatamente.

Información nutricional por porción: Kcal: 170, Proteínas: 4.3g, Carbohidratos: 49.9g, Grasas: 1.4g

5.   Jugo de Brócoli y Lima

Ingredientes:

2 tazas de brócoli, en trozos

1 lima entera, sin piel y por la mitad

2 tazas de col rizada, en trozos

1 taza de pepino, en rodajas

1 limón entero, sin piel y por la mitad

1 onza de agua

Preparación:

Lavar el brócoli y recortar las hojas externas. Trozar y rellenar un vaso medidor. Reservar el resto en la nevera.

Pelar la lima y limón. Cortarlos por la mitad y dejar a un lado.

Lavar la col rizada bajo agua fría. Colar y trozar. Dejar a un lado.

Lavar el pepino y cortarlo en rodajas finas. Rellenar un vaso medidor y reservar el resto.

Combinar el brócoli, col rizada, pepino, lima y limón en una juguera, y pulsar. Transferir a un vaso y añadir el agua.

Rociar con menta para más sabor.

Refrigerar 10 minutos antes de servir.

Información nutricional por porción: Kcal: 116, Proteínas: 12.1g, Carbohidratos: 34.8g, Grasas: 2.2g

6.   Jugo de Limón y Ananá

Ingredientes:

1 limón entero, sin piel

1 taza de uvas verdes

1 taza de ananá, en trozos

1 pomelo entero, sin piel y en gajos

¼ cucharadita de canela, molida

Preparación:

Pelar el limón y cortarlo por la mitad. Dejar a un lado.

Cortar la parte superior del ananá. Pelar y trozar. Rellenar un vaso medidor y reservar el resto en la nevera.

Lavar las uvas bajo agua fría. Remover las ramas y rellenar un vaso medidor. Dejar a un lado.

Pelar el pomelo y dividirlo en gajos. Cortar cada gajo por la mitad y dejar a un lado.

Combinar el limón, uvas, ananá y pomelo en una juguera, y pulsar. Transferir a un vaso y añadir la canela.

Agregar hielo picado y servir inmediatamente.

Información nutricional por porción: Kcal: 230, Proteínas: 4g, Carbohidratos: 69.1g, Grasas: 1.1g

7. Jugo de Pimiento y Lechuga

Ingredientes:

1 pimiento amarillo grande, en trozos

1 taza de Lechuga romana, en trozos

1 taza de hinojo, en rodajas

1 taza de pepino, en rodajas

1 calabacín pequeño, en cubos

Preparación:

Lavar el pimiento y cortarlo por la mitad. Remover las ramas y semillas. Trozar y dejar a un lado.

Lavar la lechuga romana bajo agua fría. Colar y trozar. Dejar a un lado.

Recortar el bulbo de hinojo y remover las partes verdes. Lavar y trozar. Rellenar un vaso medidor y reservar el resto. Dejar a un lado.

Lavar el pepino y cortarlo en rodajas finas. Rellenar un vaso medidor y reservar el resto.

Lavar el calabacín y cortarlo en cubos. Dejar a un lado.

Combinar el pimiento, lechuga, hinojo, pepino y calabacín en una juguera, y pulsar. Transferir a un vaso y refrigerar 5 minutos antes de servir.

Información nutricional por porción: Kcal: 85, Proteínas: 5.3g, Carbohidratos: 25.2g, Grasas: 1.1g

8.   Jugo de Cantalupo y Pera+

Ingredientes:

1 taza de cantalupo, sin piel y en trozos

1 pera mediana, en trozos

1 puerro entero, en trozos

1 lima entera, sin piel

1 onza de agua de coco

¼ cucharadita de jengibre, molido

Preparación:

Cortar el cantalupo por la mitad. Remover las semillas y pulpa. Cortar y pelar un gajo grande. Trozar y rellenar un vaso medidor. Reservar el resto en la nevera.

Lavar la pera y cortarla por la mitad. Remover el centro y trozar. Dejar a un lado.

Lavar el puerro bajo agua fría. Colar y trozar. Dejar a un lado.

Pelar la lima y cortarla por la mitad. Dejar a un lado.

Combinar el cantalupo, pera, puerro y lima en una juguera, y pulsar. Transferir a un vaso y añadir el agua de coco y jengibre.

Agregar hielo o refrigerar 5 minutos antes de servir.

Información nutricional por porción: Kcal: 184, Proteínas: 3.5g, Carbohidratos: 56.2g, Grasas: 0.8g

9.   Jugo de Rábano y Brotes de Bruselas

Ingredientes:

2 rábanos grandes, en trozos

2 tazas de Brotes de Bruselas, por la mitad

1 calabacín pequeño, en trozos

1 taza de pepino, en rodajas

2 zanahorias grandes, en rodajas

¼ cucharadita de cúrcuma, molida

Preparación:

Lavar los rábanos y recortar las puntas verdes. Pelar y trozar. Dejar a un lado.

Lavar los brotes de Bruselas y recortar las capas externas. Cortar por la mitad y rellenar un vaso medidor. Reservar el resto en la nevera.

Lavar el calabacín y cortarlo en rodajas. Dejar a un lado.

Lavar el pepino y cortarlo en rodajas. Rellenar un vaso medidor y reservar el resto.

Lavar y pelar las zanahorias. Cortar en rodajas finas y dejar a un lado.

Combinar los rábanos, brotes de Bruselas, calabacín, pepino y zanahorias en una juguera, y pulsar. Transferir a un vaso y añadir la cúrcuma. Refrigerar 15 minutos antes de servir.

Información nutricional por porción: Kcal: 118, Proteínas: 9.2g, Carbohidratos: 35.7g, Grasas: 1.3g

10. Jugo de Acelga y Lima

Ingredientes:

½ taza de Acelga

1 lima grande, sin piel

½ taza de albahaca fresca

2 manzanas verdes grandes, sin centro

¼ taza de menta fresca

Preparación:

Lavar la acelga y albahaca y trozarlas. Dejar a un lado.

Pelar la lima y cortarla en cuartos. Dejar a un lado.

Lavar las hojas de menta y remojar en agua por 10 minutos. Dejar a un lado.

Lavar las manzanas y remover el centro. Trozar y dejar a un lado.

Combinar la acelga, lima, albahaca, manzanas y menta en una juguera. Pulsar. Transferir a un vaso y añadir hielo antes de servir. Decorar con hojas de menta.

Información nutricional por porción: Kcal: 114, Proteínas: 2.3g, Carbohidratos: 30.4g, Grasas: 0.2g

11. Jugo de Granada y Manzana

Ingredientes:

½ taza de semillas de granada

1 manzana verde grande, sin centro

½ taza de col rizada fresca

¼ cucharadita de jengibre, molido

3-4 hojas de menta fresca

Preparación:

Cortar la parte superior de la granada y deslizar hacia las membranas blancas. Remover las semillas a un tazón mediano.

Lavar la manzana y remover el centro. Trozar y dejar a un lado.

Lavar la col rizada, colar y trozar. Dejar a un lado.

Procesar las semillas de granada, manzana y col rizada en una juguera.

Transferir a un vaso y añadir el jengibre. Agregar agua para ajustar el espesor y decorar con hojas de menta. Añadir algunos cubos de hielo y servir inmediatamente.

Información nutricional por porción: Kcal: 143, Proteínas: 6.2g, Carbohidratos: 41.2g, Grasas: 2.4g

12.   Jugo de Pepino y Ananá

Ingredientes:

1 pepino grande

1 taza de ananá, en trozos

3 tallos de apio

½ taza de espinaca fresca

¼ cucharadita de jengibre, molido

Preparación:

Lavar y rebanar el pepino. Dejar a un lado.

Pelar y trozar el ananá. Dejar a un lado.

Combinar el apio y espinaca en un colador, y lavar bajo agua fría. Trozar.

Combinar el pepino, ananá, apio y espinaca en una juguera, y pulsar.

Transferir a vasos y añadir el jengibre. Agregar una pizca de cúrcuma para más sabor.

Servir inmediatamente.

Información nutricional por porción: Kcal: 109, Proteínas: 3.3g, Carbohidratos: 61.2g, Grasas: 1.3g

13.   Jugo de Brócoli y Zanahoria

Ingredientes:

1 taza de brócoli fresco

4 zanahorias grandes

2 tazas de coliflor, en trozos

1 manzana verde grande, sin centro

1 rodaja de jengibre pequeña, de 1 pulgada

Preparación:

Lavar el brócoli y trozarlo.

Lavar las zanahorias y trozarlas.

Lavar la manzana y remover el centro. Trozar y dejar a un lado.

Lavar la coliflor bajo agua fría y ponerla en un tazón mediano. Trozar y añadir agua hasta cubrir. Dejar en remojo 15 minutos.

Pelar el nudo de jengibre y cortarlo en mitades. Procesar la coliflor, brócoli, manzana, zanahoria y raíz de jengibre. Transferir a un vaso y añadir algunos cubos de hielo antes de servir.

Información nutricional por porción: Kcal: 136, Proteínas: 6.3g, Carbohidratos: 42.8g, Grasas: 1.2g

14.   Jugo de Batata y Durazno

Ingredientes:

2 batatas medianas, pre-cocidas

1 durazno grande, sin carozo y por la mitad

¼ cucharadita de jengibre, molido

¼ cucharadita de canela, molida

Preparación:

Pelar las batatas y ponerlas en una olla de agua hirviendo. Cocinar hasta que ablande. Remover del fuego y colar. Trozar y dejar enfriar por completo.

Lavar el durazno y cortarlo por la mitad. Remover el carozo y trozar. Dejar a un lado.

Combinar las batatas y durazno en una juguera, y pulsar. Transferir a vasos y añadir el jengibre y canela.

Agregar hielo y servir inmediatamente.

Información nutricional por porción: Kcal: 159, Proteínas: 5.2g, Carbohidratos: 50.1g, Grasas: 0.9g

15.   Jugo de Bok Choy y Manzana

Ingredientes:

1 bok choy bebé pequeño

1 manzana verde grande, sin centro

¼ taza de albahaca fresca

1 puerro mediano

2 zanahorias grandes

4-5 hojas de col rizada fresca

Preparación:

Remover las puntas del bok choy. Lavar y trozar. Dejar a un lado.

Lavar la manzana y remover el centro. Trozar y dejar a un lado.

Lavar el puerro y trozarlo. Dejar a un lado.

Combinar la albahaca y col rizada en un colador, y lavar bajo agua fría. Trozar y dejar a un lado.

Lavar las zanahorias y cortar en rodajas. Dejar a un lado. Procesar los ingredientes en una juguera. Transferir a un vaso y refrigerar 10 minutos antes de servir.

Información nutricional por porción: Kcal: 169, Proteínas: 2.3g, Carbohidratos: 46.2g, Grasas: 1.9g

16.   Jugo de Cantalupo y Lechuga

Ingredientes:

1 taza de cantalupo, sin piel

1 cabeza pequeña de lechuga romana

1 cucharada de coco rallado

½ taza de albahaca fresca

1 pepino grande

Preparación:

Pelar el cantalupo y trozarlo. Reservar el resto en la nevera.

Lavar la lechuga. Trozarla y dejar a un lado.

Lavar el pepino y cortarlo en rodajas gruesas. Dejar a un lado.

Lavar la albahaca y romper con las manos. Dejar a un lado.

Combinar el cantalupo, lechuga, albahaca y pepino en una juguera, y pulsar.

Transferir a un vaso y añadir el coco. Puede agregar miel líquida para más sabor. Refrigerar 15 minutos antes de servir.

Información nutricional por porción: Kcal: 112, Proteínas: 2.3g, Carbohidratos: 22.6g, Grasas: 1.1g

17.   Jugo Cítrico Mediterráneo

Ingredientes:

½ cucharadita de romero fresco

3 pomelos grandes, sin piel

3 naranjas grandes, sin piel

1 limón entero, sin piel

Preparación:

Lavar los pomelos y trozarlos. Dejar a un lado.

Pelar las naranjas y dividirlas en gajos. Dejar a un lado.

Pelar el limón y cortarlo en cuartos. Procesar.

Procesar los pomelos y naranjas. Transferir a vasos y rociar con romero fresco para más sabor.

Agregar algunos cubos de hielo y servir inmediatamente.

Información nutricional por porción: Kcal: 140, Proteínas: 3.4g, Carbohidratos: 37.6g, Grasas: 0.1g

18.   Jugo de Naranja y Pepino

Ingredientes:

2 naranjas grandes, sin piel

1 pepino grande, sin piel

1 taza de brócoli

1 zanahoria grande, en rodajas

Preparación:

Pelar las naranjas y cortarlas en gajos

Pelar el pepino y trozarlo. Dejar a un lado.

Lavar el brócoli, trozarlo y dejar a un lado.

Lavar y cortar la zanahoria en rodajas finas. Procesar en una juguera. Continuar procesando los otros ingredientes.

Revolver con una cuchara y agregar hielo antes de servir.

Información nutricional por porción: Kcal: 68, Proteínas: 2.3g, Carbohidratos: 19.7g, Grasas: 0.1g

19.   Jugo de Hinojo y Pimiento

Ingredientes:

1 bulbo de hinojo grande, recortado

2 tazas de espárragos frescos, recortados

1 pimiento verde grande, sin semillas

1 pimiento amarillo grande, sin semillas

1 rodaja de jengibre, de 1 pulgada

2 onzas de agua

Preparación:

Lavar el bulbo de hinojo y recortar las capas marchitas. Trozar y dejar a un lado.

Lavar los pimientos y cortarlos por la mitad. Remover las semillas y cortar en rodajas finas. Dejar a un lado.

Lavar los espárragos y recortar las puntas. Trozar y dejar a un lado.

Pelar la rodaja de jengibre y dejar a un lado. Combinar los espárragos, hinojo, pimientos y raíz de jengibre en una juguera, y pulsar. Transferir a un vaso y añadir el agua. Refrigerar 5 minutos antes de servir.

Información nutricional por porción: Kcal: 143, Proteínas: 12.1g, Carbohidratos: 47.2g, Grasas: 1.5g

20.   Jugo de Calabacín y Limón

Ingredientes:

1 calabacín grande, en trozos

1 limón grande, sin piel

1 taza de calabaza

1 manzana amarilla mediana, sin centro

1 banana mediana

2 onzas de agua

Preparación:

Pelar el calabacín y cortarlo por la mitad. Remover las semillas y trozar. Dejar a un lado.

Pelar el limón y cortarlo por la mitad. Dejar a un lado.

Pelar la calabaza y cortarla por la mitad. Remover las semillas. Cortar un gajo grande y pelarlo. Cortar en cubos y dejar a un lado. Reservar el resto.

Lavar la manzana y remover el centro. Trozar y dejar a un lado.

Pelar la banana y trozar. Dejar a un lado.

Procesar el calabacín, limón, calabaza, manzana y banana en una juguera. Transferir a un vaso y añadir el agua.

Agregar hielo y servir inmediatamente.

Información nutricional por porción: Kcal: 254, Proteínas: 7.5g, Carbohidratos: 72.9g, Grasas: 1.9g

21. Jugo Verde de Apio

Ingredientes:

1 taza de apio

1 taza de Acelga

1 manzana mediana, sin centro

1 taza de verdes de ensalada

2 cucharadas de perejil fresco

4-5 hojas de espinaca fresca

2 onzas de agua

Preparación:

Combinar la acelga, verdes de ensalada, apio y espinaca en un colador, y lavar bajo agua fría. Colar, romper con las manos y dejar a un lado.

Lavar la manzana y remover el centro. Trozar y dejar a un lado.

Combinar la acelga, apio, manzana, verdes de ensalada y espinaca en una juguera, y pulsar. Transferir a un vaso y añadir el agua. Agregar hielo y decorar con perejil fresco.

Información nutricional por porción: Kcal: 106, Proteínas: 4.8g, Carbohidratos: 31.3g, Grasas: 1.1g

22.   Jugo de Brócoli y Alcachofa

Ingredientes:

1 taza de brócoli fresco

1 cabeza de alcachofa grande

1 taza de Brotes de Bruselas, recortados

1 limón grande, sin piel

1 pepino grande

3 cucharadas de perejil fresco

Preparación:

Lavar el brócoli y trozarlo. Dejar a un lado.

Recortar las capas externas de la alcachofa. Lavar y trozar. Dejar a un lado.

Lavar los brotes de Bruselas y recortar las capas externas. Cortar por la mitad y dejar a un lado.

Pelar el limón y cortarlo por la mitad. Dejar a un lado.

Lavar el pepino y cortarlo en rodajas gruesas. Dejar a un lado.

Procesar los brotes de Bruselas, brócoli, alcachofa, limón y pepino en una juguera.

Transferir a un vaso y decorar con perejil fresco. Refrigerar 10 minutos antes de servir.

Información nutricional por porción: Kcal: 140, Proteínas: 13.8g, Carbohidratos: 48.1g, Grasas: 1.4g

23.   Jugo de Manzana y Limón

Ingredientes:

2 manzanas Doradas Deliciosas medianas

1 limón grande, sin piel

1 pepino grande

3 tallos de apio medianos

Un puñado de espinaca

2 onzas de agua

Preparación:

Lavar las manzanas y remover el centro. Trozar y dejar a un lado.

Pelar el limón y cortarlo por la mitad. Dejar a un lado.

Lavar el pepino y cortarlo en rodajas gruesas. Dejar a un lado.

Lavar los tallos de apio y trozarlos. Dejar a un lado. Lavar la espinaca y romper con las manos. Dejar a un lado. Procesar las manzanas, limón, pepino, apio y espinaca en una juguera. Transferir a un vaso y añadir el agua. Agregar hielo y servir.

Información nutricional por porción: Kcal: 224, Proteínas: 5.2g, Carbohidratos: 65.4g, Grasas: 1.5g

24.   Jugo de Acelga y Pepino

Ingredientes:

2 tazas de Acelga

1 pepino grande

1 taza de perejil fresco, en trozos

1 manzana amarilla pequeña, sin centro

1 naranja pequeña, sin piel

Preparación:

Combinar el perejil y acelga en un colador, y lavar bajo agua fría. Colar y romper con las manos. Dejar a un lado.

Lavar el pepino y cortarlo en rodajas gruesas. Dejar a un lado.

Lavar la manzana y remover el centro. Trozar y dejar a un lado.

Pelar la naranja y dividirla en gajos. Dejar a un lado.

Combinar el perejil, acelga, pepino, manzana y naranja en una juguera, y pulsar. Transferir a un vaso y añadir hielo antes de servir.

Información nutricional por porción: Kcal: 161, Proteínas: 6.3g, Carbohidratos: 46.3g, Grasas: 1.2g

25.   Jugo de Menta y Rúcula

Ingredientes:

1 taza de menta fresca

1 taza de rúcula fresca

1 zanahoria grande

1 naranja grande, sin piel

1 pimiento rojo grande, sin semillas

Preparación:

Combinar la menta y rúcula en un colador, y lavar bajo agua fría. Colar y romper con las manos. Dejar a un lado.

Lavar la zanahoria y cortarla en rodajas. Dejar a un lado.

Pelar la naranja y dividirla en gajos. Dejar a un lado.

Lavar el pimiento y cortarlo por la mitad. Remover las semillas y cortar en rodajas. Dejar a un lado.

Combinar la menta, rúcula, zanahoria, naranja y pimiento en una juguera, y pulsar. Transferir a un vaso y añadir el agua. Puede agregar una pizca de sal Himalaya. Añadir hielo y servir inmediatamente.

Información nutricional por porción: Kcal: 153, Proteínas: 7.9g, Carbohidratos: 47.3g, Grasas: 1.3g

26.   Jugo de Ciruela y Jengibre

Ingredientes:

5 ciruelas grandes, sin carozo

1 taza de brócoli fresco

1 pepino grande

1 manzana mediana, sin centro

¼ cucharadita de jengibre, molido

Preparación:

Lavar las ciruelas y cortarlas por la mitad. Remover los carozos y dejar a un lado.

Lavar el brócoli y trozarlo. Dejar a un lado.

Lavar el pepino y cortarlo en rodajas gruesas. Dejar a un lado.

Lavar la manzana y remover el centro. Trozar y dejar a un lado. Combinar las ciruelas, brócoli, pepino y manzana en una juguera, y pulsar. Transferir a un vaso y añadir el jengibre. Agregar algunos cubos de hielo antes de servir.

Información nutricional por porción: Kcal: 268, Proteínas: 7.6g, Carbohidratos: 77.4g, Grasas: 1.9g

27. Jugo de Granada y Lima

Ingredientes:

1 taza de semillas de granada

1 lima grande, sin piel

1 taza de remolacha, recortada y en trozos

2 zanahorias grandes

1 pepino grande

Preparación:

Cortar la parte superior de la granada y bajar hacia las membranas blancas. Remover las semillas a un vaso medidor y dejar a un lado.

Pelar la lima y cortarla por la mitad. Dejar a un lado.

Lavar la remolacha y recortar las partes verdes. Trozar y rellenar un vaso medidor. Reservar el resto. Lavar la zanahoria y pepino, y cortarlos en rodajas gruesas. Dejar a un lado. Procesar las semillas de granada, lima, remolacha, zanahorias y pepino en una juguera. Transferir a un vaso y añadir el agua. Agregar hielo y servir.

Información nutricional por porción: Kcal: 194, Proteínas: 7.2g, Carbohidratos: 57.7g, Grasas: 1.9g

28.   Jugo de Remolacha y Coliflor

Ingredientes:

3 remolachas grandes, recortada

1 taza de coliflor, en trozos

2 tazas de uvas verdes

1 limón grande, sin piel

Preparación:

Lavar las remolachas y recortar las partes verdes. Trozar y dejar a un lado.

Recortar las hojas externas de la coliflor. Lavar y trozar. Rellenar un vaso medidor y reservar el resto para otro jugo. Dejar a un lado.

Lavar las uvas verdes bajo agua fría. Dejar a un lado.

Pelar el limón y cortarlo por la mitad. Dejar a un lado.

Procesar la remolacha, uvas, coliflor y limón en una juguera.

Transferir a un vaso y añadir cubos de hielo antes de servir.

Información nutricional por porción: Kcal: 226, Proteínas: 7.8g, Carbohidratos: 65.8g, Grasas: 1.5g

29. Jugo de Naranja y Zanahoria

Ingredientes:

4 naranjas grandes, sin piel

1 taza de zanahorias, en rodajas

1 taza de brócoli, en trozos

1 taza de Brotes de Bruselas, en trozos

1 taza de verdes de nabo, en trozos

1 cucharada de miel

¼ taza de agua de coco pura

Preparación:

Pelar las naranjas y dividirlas en gajos. Dejar a un lado.

Lavar las zanahorias y cortarlas en rodajas gruesas. Dejar a un lado.

Lavar el brócoli y trozarlo. Dejar a un lado.

Lavar los brotes de Bruselas y recortar las capas externas. Cortar por la mitad y dejar a un lado.

Lavar los verdes de nabo y romper con las manos. Dejar a un lado.

Combinar el brócoli, brotes de Bruselas, zanahorias, verdes de nabo y naranjas en una juguera, y pulsar.

Transferir a un vaso y añadir la miel y agua de coco. Agregar algunos cubos de hielo antes de servir, o refrigerar 5 minutos.

Información nutricional por porción: Kcal: 367, Proteínas: 14.47g, Carbohidratos: 116g, Grasas: 1.9g

30. Jugo de Arándanos y Naranja

Ingredientes:

1 taza de moras frescas

1 naranja grande, sin piel

2 gajos de sandía, sin semillas

½ taza de agua de coco pura, sin endulzar

1 cucharada de miel cruda

Preparación:

Lavar las moras bajo agua fría y dejar a un lado.

Pelar la naranja y dividirla en gajos. Dejar a un lado.

Cortar la sandía por la mitad. Cortar dos gajos grandes y pelarlos. Trozar y remover las semillas. Dejar a un lado.

Combinar la sandía, moras y naranja en una juguera, y pulsar.

Transferir a un vaso y añadir el agua de coco y miel.

Refrigerar 5 minutos antes de servir.

Información nutricional por porción: Kcal: 264, Proteínas: 7.2g, Carbohidratos: 78.6g, Grasas: 1.7g

31.   Jugo de Tomate y Pimiento

Ingredientes:

2 tomates grandes, sin piel

1 taza de pimientos rojos, en trozos y sin semillas

4 tazas de berro, en trozos

4 tazas de lechuga roja, en trozos

¼ taza de agua

Preparación:

Lavar los tomates y ponerlos en un tazón. Cortar en cuartos y reservar el jugo. Dejar a un lado.

Lavar los pimientos y cortarlos por la mitad. Remover las semillas y trozar. Rellenar un vaso medidor y reservar el resto. Dejar a un lado.

Combinar el berro y lechuga roja en un colador. Lavar bajo agua fría y romper con las manos. Dejar a un lado. Combinar los tomates, pimientos, berro y lechuga roja en una juguera, y pulsar. Transferir a un vaso y añadir el jugo de tomate y agua. Refrigerar 5 minutos antes de servir.

Información nutricional por porción: Kcal: 106, Proteínas: 9.2g, Carbohidratos: 27.4g, Grasas: 1.5g

32.   Jugo de Limón y Calabacín

Ingredientes:

1 limón entero, sin piel y por la mitad

1 calabacín pequeño, en rodajas finas

1 taza de coliflor, en trozos

1 alcachofa mediana, en trozos

1 nudo de jengibre pequeño, en trozos

¼ cucharadita de sal

Preparación:

Pelar el limón y cortarlo por la mitad. Dejar a un lado.

Lavar el calabacín y cortarlo en rodajas. Dejar a un lado.

Recortar la capa externa de la coliflor. Trozar y lavar. Rellenar un vaso medidor y rociar con sal. Dejar a un lado.

Recortar las capas externas de la alcachofa. Trozar y dejar a un lado.

Pelar el nudo de jengibre y trozar. Dejar a un lado. Combinar el limón, calabacín, coliflor, alcachofa y jengibre en una juguera. Pulsar. Transferir a un vaso y refrigerar 10 minutos antes de servir.

Información nutricional por porción: Kcal: 82, Proteínas: 8.4g, Carbohidratos: 28.9g, Grasas: 1.1g

33.   Jugo de Brócoli y Perejil

Ingredientes:

2 tazas de brócoli, en trozos

1 taza de perejil fresco, en trozos

1 taza de remolacha, recortada y en trozos

1 taza de apio, en trozos

¼ cucharadita de cúrcuma, molida

¼ cucharadita jengibre, molido

Preparación:

Lavar el brócoli y recortar las capas externas. Trozar y dejar a un lado.

Lavar el perejil bajo agua fría y colar. Romper con las manos y dejar a un lado.

Lavar y pelar la remolacha. Recortar las puntas y trozar. Rellenar un vaso medidor y reservar el resto.

Lavar los tallos de apio y trozar. Rellenar un vaso medidor y dejar a un lado.

Combinar el brócoli, perejil, remolacha y apio en una juguera, y pulsar. Transferir a un vaso y añadir la cúrcuma y jengibre.

Refrigerar 5 minutos antes de servir.

Información nutricional por porción: Kcal: 109, Proteínas: 9.8g, Carbohidratos: 31.8g, Grasas: 1.5g

34.   Jugo de Banana y Moras

Ingredientes:

1 taza de moras

1 banana grande, en trozos

1 taza de mango, en trozos

1 naranja grande, sin piel

¼ cucharadita de canela, molida

Preparación:

Poner las moras en un colador y lavar bajo agua fría. Colar y dejar a un lado.

Pelar la banana y trozar. Dejar a un lado.

Lavar el mango y trozar. Rellenar un vaso medidor y reservar el resto.

Pelar la naranja y dividirla en gajos. Cortar cada gajo por la mitad y dejar a un lado. Combinar el mango, moras, banana y naranja en una juguera, y pulsar. Transferir a un vaso y añadir la canela. Agregar algunos cubos de hielo y servir inmediatamente.

Información nutricional por porción: Kcal: 296, Proteínas: 6.6g, Carbohidratos: 91.2g, Grasas: 2.1g

35.   Jugo de Lima y Arándanos

Ingredientes:

1 lima entera, sin piel

1 taza de arándanos

1 taza de espinaca fresca, en trozos

1 naranja mediana

1 onza agua de coco

1 cucharada menta fresca, en trozos

Preparación:

Pelar la lima y cortarla por la mitad. Dejar a un lado.

Poner los arándanos en un colador y lavar bajo agua fría. Colar y dejar a un lado.

Lavar la espinaca y colar. Trozar y dejar a un lado.

Pelar la naranja y dividirla en gajos. Cortar cada gajo por la mitad y dejar a un lado. Combinar los arándanos, espinaca, lima y naranja en una juguera, y pulsar. Transferir a un vaso y añadir el agua de coco. Rociar con menta fresca y servir.

Información nutricional por porción: Kcal: 158, Proteínas: 8.5g, Carbohidratos: 48.1g, Grasas: 1.5g

36.   Jugo de Tomate y Albahaca

Ingredientes:

1 taza de tomates cherry, por la mitad

1 taza de Acelga, en trozos

1 taza de albahaca, en trozos

1 taza de remolacha, recortada

¼ cucharadita de vinagre balsámico

¼ cucharadita de sal

1 onza de agua

Preparación:

Lavar los tomates cherry y remover las ramas. Cortar por la mitad y rellenar un vaso medidor. Reservar el resto en la nevera para otro jugo.

Combinar la albahaca y acelga en un colador grande y lavar bajo agua fría. Colar y romper con las manos. Dejar a un lado.

Lavar la remolacha y recortar las partes verdes. Cortar en rodajas y rellenar un vaso medidor. Reservar el resto.

Combinar los tomates cherry, acelga, albahaca y remolacha en una juguera, y pulsar. Transferir a un vaso y añadir el vinagre, sal y agua.

Servir inmediatamente.

Información nutricional por porción: Kcal: 72, Proteínas: 5.1g, Carbohidratos: 21.6g, Grasas: 0.7g

OTROS TITULOS DE ESTE AUTOR

70 Recetas De Comidas Efectivas Para Prevenir Y Resolver Sus Problemas De Sobrepeso: Queme Calorías Rápido Usando Dietas Apropiadas y Nutrición Inteligente

Por

Joe Correa CSN

48 Recetas De Comidas Para Eliminar El Acné: ¡El Camino Rápido y Natural Para Reparar Sus Problemas de Acné En 10 Días O Menos!

Por

Joe Correa CSN

41 Recetas De Comidas Para Prevenir el Alzheimer: ¡Reduzca El Riesgo de Contraer La Enfermedad de Alzheimer De Forma Natural!

Por

Joe Correa CSN

70 Recetas De Comidas Efectivas Para El Cáncer De Mama: Prevenga Y Combata El Cáncer De Mama Con una Nutrición Inteligente y Alimentos Poderosos

Por

Joe Correa CSN

www.ingramcontent.com/pod-product-compliance
Lightning Source LLC
Chambersburg PA
CBHW030251030426
42336CB00009B/336